CHOLÉRA

MOYEN

D'EN ARRÊTER LA PROPAGATION

ET D'EN PRÉSERVER LES CITÉS ET LES INDIVIDUS

SANS APPORTER AUCUNE ENTRAVE AUX RELATIONS INTERNATIONALES

PAR

GIRARD DE CAUDEMBERG

Ancien élève de l'École polytechnique, Chevalier de la Légion d'honneur
Membre de plusieurs Sociétés savantes

AVEC UNE PRÉFACE

PAR LE Dr CARLES DE CAUDEMBERG

« Et personne ne songe à fermer cette porte de derrière si imprudemment laissée ouverte par tous les hygiénistes.......! »

PARIS

OCTAVE DOIN, ÉDITEUR

8, PLACE DE L'ODÉON, 8

1884

CHOLÉRA

Bourloton. — Imprimeries réunies, B.

CHOLÉRA

MOYEN

D'EN ARRÊTER LA PROPAGATION

ET D'EN PRÉSERVER LES CITÉS ET LES INDIVIDUS

SANS APPORTER AUCUNE ENTRAVE AUX RELATIONS INTERNATIONALES.

PAR

GIRARD DE CAUDEMBERG

Ancien élève de l'École polytechnique, Chevalier de la Légion d'honneur
Membre de plusieurs Sociétés savantes.

AVEC UNE PRÉFACE

PAR LE Dr CARLES DE CAUDEMBERG

« Et personne ne songe à fermer cette porte de derrière si imprudemment laissée ouverte par les hygiénistes..... ! »

PARIS

OCTAVE DOIN, ÉDITEUR

8, PLACE DE L'ODÉON, 8

1884

PRÉFACE

On trouvera, nous le craignons, extraordinairement présomptueux, de la part d'un jeune médecin, d'écrire sur le choléra, autrement que du fond d'un laboratoire ou de derrière un microscope.

Si nous avons cependant quelque chose d'utile à dire, et si ce quelque chose peut sauver la vie à plusieurs milliers de personnes, nous croirons notre audace suffisamment justifiée :

Mettre dans toutes les mains une théorie vraie du choléra, et le moyen facile de s'en préserver, tel est le but de cette publication.

On s'étonnera peut-être aussi qu'un travail qui date de 1832, époque à laquelle il fut présenté à l'Académie des sciences, puisse offrir autre chose qu'un intérêt de curiosité, après les immenses progrès accomplis par les sciences médicales : on verra, en lisant cette brochure, que la connaissance du choléra n'a pas fait un pas depuis 1832.

On y verra surtout que les idées de l'auteur sur la genèse du fléau sont aujourd'hui admises par tous les savants[1] ; nous demandons pourquoi les conséquences de cette découverte ne sont pas appliquées dans toute leur riguenr ?

De la lecture de cet opuscules on concluera que les voies où s'engage de plus en plus la médecine moderne dans l'étude des maladies, voies qui se rapprochent de la micrographie et de l'anatomie pathologique pour s'éloigner de la clinique, que ces voies, disons-nous, ne mènent pas toujours à la vérité.

A l'heure qu'il est, en pleine épidémie, nombre de savants sont penchés sur leur microscope et luttent de généreuse ardeur à la poursuite du microbe empoisonneur ; après avoir rendu hommage à leur courage et à leur dévouement, supposons que le plus habile ou le plus heureux de ces rivaux arrive enfin à forcer le malheureux microbe dans ses derniers retranchements : quel bénéfice en résultera-t-il pour le traitement et la prophylaxie de la maladie ?

Ah ! ici la réponse est facile : qu'est-il advenu de la phtisie, ou plutôt des phtisiques, depuis que le microbe de la tuberculose s'est laissé prendre sous le microscope de l'ingénieux docteur Koch ?

Le nombre des victimes a-t-il diminué ? Et cependant, horresco referens ! on a été jusqu'à perforer les parois de la poitrine pour y pousser une injection de sublimé et y empoisonner sûrement la bête, cause de tout ce mal ! Si ce procédé, inventé par les médecins allemands, allait se généraliser ! C'est alors que

1. C'est un devoir et un plaisir pour le petit-fils de l'auteur de le constater.

nous demanderions la statistique ! O théorie microbienne, voilà de tes œuvres !

Dans le traitement de la fièvre typhoïde, n'avons-nous pas cet affligeant spectacle de médecins poussant des lavements de phénol, dans l'intestin enflammé qui fait de vains efforts pour le repousser ?

L'auteur de cette brochure, guidé par des principes de science générale, aura plus fait pour la connaissance du choléra que beaucoup de chercheurs de microbes. N'est-il pas plus important pour l'humanité de savoir où réside le poison du choléra, de connaître son mode de propagation, que de courir après une petite bête qui se trouve, ou ne se trouve pas dans l'intestin des malheureux atteints par le fléau ?

L'influence de la théorie microbienne, si fort en honneur aujourd'hui, se fait surtout sentir au point de vue des prescriptions prophylactiques qui nous arrivent de tous côtés, de sources plus ou moins officielles, plus ou moins scientifiques.

C'est surtout sur ce terrain-là que nous voulons la combattre, convaincus d'être doublement utiles à nos concitoyens en les détournant de mesures absolument infructueuses, et en lenr indiquant les vrais moyens de se préserver du fléau.

1° Il est prouvé que la maladie ne se communique pas par le contact : dans quel but ces fumigations auxquelles sont soumis les voyageurs provenant des lieux infectés, bien entendu après qu'on leur a permis de communiquer librement, pendant tout leur voyage, avec leurs semblables ?

2° On sait que le germe du choléra peut persister un mois au moins et trois mois au plus, loin des causes qui en ont été l'origine : on prescrit très sérieusement des quarantaines qui ne méritent plus leur nom et qui durent de cinq à douze jours !

3° Quant à ces drogues dont on abuse et qui ont la prétention de purifier l'air en l'empestant, il n'y a qu'un mot à en dire : *Il n'existe pas de désinfectant de l'air* ! Des recherches récentes de M. Miquel au laboratoire de Montsouris ont prouvé qu'il ne faut plus faire aucun cas des antiferments ou antiseptiques odorants ou gazeux ; les vapeurs de chlore, de brôme, d'iode, etc... ne tuent les microbes qu'après une action de plusieurs semaines et à des doses qui rendent l'air tout à fait irrespirable. « Du moment que vous pouvez vivre en présence d'une odeur qui a la prétention d'assainir l'air, soyez sûr qu'elle n'assainit rien ; ni le chlorure de chaux que l'on verse le long des murs, ni le phénol dont on remplit des assiettes dans les chambres mortuaires, ni les essences dont on parfume les appartements, n'ont aucune valeur hygiénique et ne rendent absolument aucun service » (Dr Landur, *Journal d'hygiène*).

« En pratique les antiferments n'agissent que par le contact et jamais à distance » (id.).

4° On envoie en Égypte une mission pour étudier le choléra ; abus de recommandations concernant les voies supérieures : l'eau, l'air, les aliments sont désinfectés (hélas ! on le sait, bien inutilement) et personne ne songe à fermer cette porte de derrière, si imprudemment laissée ouverte par tous les hygiénistes, nous voulons parler du rectum !

Que de mesures infructueuses ! Que de précautions inutiles ! Aussi ne nous étonnerons-nous pas de cette phrase du docteur Proust, adressée à un rédacteur du *Gaulois* : « J'ai constaté que, dans certains quartiers propres et aérés, le mal sévissait avec intensité.

« Le choléra peut éclater en dépit de toutes les conditions de salubrité et d'assainissement. »

Résumé :

Qu'on nous permette de résumer ici, en quelques mots, les conséquences pratiques qui se déduisent irréfutablement de la brochure qu'on va lire.

1° Le choléra se propage par les déjections.

2° La contagion s'opère par le rectum.

On remarquera que l'auteur ne se prononce pas sur la voie que prend le poison pour s'introduire dans l'organisme; « ce sont là des questions accessoires, dit-il, et si l'origine des émanations pestilentielles est une fois bien constatée, la maladie sera promptement détruite. » Au point de vue des précautions à prendre pour la préservation personnelle, il est très important de connaître la voie que suit le germe de la maladie pour envahir le corps : nous avons la conviction profonde que c'est le rectum et le rectum seul qu'il faut incriminer.

Cette opinion résulte logiquement des observations relatées dans le cours de l'ouvrage, et surtout de ce fait indéniable qui est une loi de toute épidémie cholérique : les infirmiers, les médecins qui manient les matières cholériques et sont en contact journalier avec les malades, ne sont *presque jamais* atteints, alors que, si la loi était fausse, ils devraient l'être *presque toujours*. C'est *par exception* qu'ils sont frappés.

On lira plus loin l'expérience tentée par des médecins polonais, en avalant des matières provenant des vomissements cholériques. Il nous semble qu'il est légitime d'en conclure qu'il existe dans la partie supérieure du tube digestif, dans ses sucs, peut-être dans sa structure, un obstacle au développement du germe morbide. Si les matières avaient été introduites par le rectum, le résultat de l'expérience n'aurait-il pas été tout différent?

Au moment où nous écrivons, un événement bien douloureux vient confirmer notre théorie en nous apportant une observation toute palpitante de vérité : parmi les nombreux médecins qui prodiguent leurs soins aux cholériques de Toulon et de Marseille, parmi les servants qui affrontent tous les jours la maladie en respirant le poison qui s'exhale des autopsies et des recherches du laboratoire, pas un n'est frappé! le docteur Borel du corps de santé de la marine est enlevé, non pas dans l'exercice de ses fonctions, mais malade lui-même, depuis huit jours à l'hôpital, où il traite une sciatique, sans contact évidemment avec les cholériques, mais forcé de partager avec eux les fosses d'aisance, communes à tous les malades.

CONCLUSION

La conclusion s'impose :

Il n'y a qu'un moyen de se préserver du choléra :

Ne jamais s'approcher des fosses d'aisance en temps d'épidémie; aller à la selle dans des vases absolument propres.

Désinfecter les matières cholériques, les fosses d'aisance, qui fabriquent en grand le poison, les linges souillés, ce sont là des précautions recommandables, mais qui ne doivent inspirer qu'une confiance limitée; on n'est jamais certain de détruire tous les germes, quelle que soit la quantité et la qualité des désinfectants employés; plusieurs kilogrammes de chlorure de zinc, plusieurs centaines de litres de la liqueur de sulfate de cuivre, peuvent ne pas être suffisants pour entrer en contact avec toutes les particules mortifères[1].

G. CARLES DE CAUDEMBERG.

Béziers, 21 juillet 1884.

1. D'après les recherches du laboratoire de Montsouris, le chlorure de zinc est bien supérieur, comme puissance antiseptique, au sulfate de cuivre, de fer, au phénol, au chlorure chaux etc., qui se sont partagés jusqu'à aujourd'hui la faveur scientifique. Il n'en faut cependant pas moins d'un kilogramme pour tuer tous les germes contenus dans 250 litres de liquide suspect.

AVANT PROPOS

A la lecture de cette notice, on s'assurera facilement que l'auteur, en la publiant, n'a pu avoir en vue ni une spéculation, ni un moyen de renommée, et qu'évidemment il ne s'y est déterminé que dans l'espoir d'être utile. Sauver probablement la vie à plus de 300 000 personnes est un but assez digne, pour ne s'en promettre aucun autre en écrivant; mais il suppose une conviction, et celle de l'auteur est profonde, dans l'efficacité des moyens préservateurs qu'il propose et qui sont de l'exécution la plus facile. Le succès de ces moyens dépendant d'ailleurs de la publicité qu'ils obtiendront, on n'a dû rien négliger pour la rendre la plus grande qui soit possible.

CHOLÉRA

MOYEN

D'en arrêter la propagation et d'en préserver les cités et les individus, sans apporter aucune entrave aux relations internationales.

Le mémoire qu'on va lire avait été adressé à l'Académie des sciences, en 1832, pour être soumis à la commission désignée par cette classe de l'Institut, pour l'examen spécial des questions qui se rattachent à la propagation et au traitement de la terrible *peste noire*, que nous avons reçue de l'Orient, sous le nom de *choléra asiatique*. Cette maladie visite aujourd'hui, pour la deuxième fois, l'Europe, en suivant le même itinéraire, en faisant les mêmes progrès en un temps donné, et en décimant les populations sur son passage, absolument comme à sa première apparition ; — et, depuis seize années, toute la prévoyance humaine n'a pas trouvé une barrière qui pût l'arrêter un moment, ni un remède qui réduisît le nombre des victimes ; — et la commission de l'Institut n'a pas fait de rapport et a bien mérité, à cet égard, le nom plaisamment lugubre qu'on lui donnait dès 1832, au sein de la docte compagnie : le *cercueil du choléra*.

Cependant la maladie s'avance; elle a atteint Hambourg et Brême au nord, et la Hongrie à l'est. Elle enferme la France et le midi de l'Europe dans un cercle menaçant qui se resserre tous les jours. — Il m'a paru que le moment était venu de livrer à la publicité les considérations rationnelles qui établissent, avec un haut degré de probabilité, *le mode de la propagation*, et les moyens d'y mettre un terme; et cela, avec d'autant plus de raison, que les journaux commencent à reproduire et à accréditer les mêmes erreurs qu'autrefois, en attribuant à certaines conditions de température, de sécheresse ou d'humidité, de salubrité ou de nourriture, le développement du fléau. — Quand il est avéré par mille faits, qu'il suit uniquement, dans sa propagation, la voie des plus nombreuses et des plus faciles relations des hommes et des nations — « qu'il s'est montré à un degré également violent dans toutes les saisons de l'année, depuis une température de 10° au-dessous de zéro jusqu'à + 40°, qu'on l'a vu régner par des pluies qui duraient plusieurs mois, et par un temps sec, qui laissait à peine un vestige de végétation à la surface de la terre; qu'il s'est manifesté au milieu des vents les plus violents, sans pénétrer dans des lieux que leur position insalubre aurait semblé rendre plus propres à en être atteints; — qu'enfin il a paru et disparu à toutes les époques de la lune, et dans tous les états d'électricité. » (Voir la *Relation historique et médicale du choléra*, par Brière de Boismont.)

Notre savant chimiste, M. Chevreul, à qui j'ai adressé, en 1832, le mémoire qu'on va lire, pour en faire lui-même la remise à l'Institut, n'hésita pas, en m'en accusant la réception, à me donner l'assurance qu'à beaucoup d'égards il partageait mes idées, et que les médecins qui repoussaient purement et simplement toute idée de *contagion*, étaient loin de se douter de tous les modes *médiats* ou *immédiats* par lesquels elle pouvait avoir lieu.

Il est d'ailleurs évident que la plupart des arguments qui ont été employés pour contester la contagion de la *fièvre jaune* et de la *peste*, ne sauraient s'appliquer au choléra; car les deux premières maladies ont leur climat de prédilection, et se bornent, en général, aux lieux les plus chauds, et, dont l'élévation se rapproche du niveau de la mer. — Jamais, aux Antilles si cruellement ravagées par la fièvre jaune, cette maladie n'a atteint les *mornes;* mais, comme je viens de l'exposer, le choléra, bien qu'il ait trouvé dans l'Inde une origine inconnue, se propage indifféremment dans tous les lieux et sous tous les climats, pourvu qu'il trouve sa proie sur son passage, c'est-à-dire des *hommes*.

On a regardé comme une difficulté insoluble, dans l'hypothèse de la propagation du choléra par les hommes, la circonstance que l'on a partout observée que le nombre des malades croissait d'abord jusqu'à un certain chiffre qui varie avec les localités, et décroissait ensuite par degrés à peu près égaux. —Cette objection ne fait pas honneur aux médecins russes qui l'ont mise en avant les premiers. Ils ont oublié que, lorsqu'on voulait rendre compte de phénomènes complexes par l'intervention d'une cause simple, on ne pouvait pas négliger les lois mathématiques qui diversifient les phénomènes. Ainsi la difficulté insoluble des docteurs du nord, n'est que la conséquence directe d'un genre quelconque de *contagion*, et de

2

cette circonstance qu'il faut admettre comme un fait d'expérience, c'est que le plus grand nombre des individus est exempt de subir la terrible *crise* qu'on appelle choléra, *bien que soumis à l'infection*. Je supposerai, pour fixer les idées, que, sur une population de mille personnes, il ne s'en trouve que cent dans les conditions nécessaires et jusqu'à ce jour inconnues, qui permettent de contracter la maladie; s'il survient un individu infecté, la probabilité que la maladie sera transmise dépendra des relations de cet individu avec la population : si elles sont bornées ou passagères, il pourra très bien arriver qu'aucune propagation n'ait lieu. — Supposons, par exemple, qu'il n'ait eu relation qu'avec une seule personne, il y aura *dix* à parier contre *un* que la transmission sera nulle; si deux personnes se trouvent dans ce cas, cette probabilité sera de cinq à un, et ainsi de suite. Enfin, s'il a vu *dix personnes*, la probabilité pour et contre l'événement funeste sera égale.

Maintenant si, par suite de ces communications, une ou plusieurs personnes sont infectées, la probabilité de la propagation augmentera, et dans les jours suivants, un plus grand nombre d'autres individus le seront à leur tour; mais l'on conçoit que le nombre des malades étant ainsi croissant, celui des individus susceptibles de le devenir diminuera, puisque nous avons supposé que la totalité des uns et des autres était un nombre constant représenté par 100. — Ces deux causes agissant ainsi en sens inverse, il arrivera nécessairement un jour où le nombre des malades viendra à décroître, et cela aura lieu de plus en plus les jours suivants; — cet état de décroissement sera encore hâté par cette circonstance, qu'une partie des malades périra, et que l'autre se trouvera placée dans des circonstances qui rendront la propagation plus difficile jusqu'à leur entière guérison; il en résultera une probabilité très-grande, pour qu'une partie au moins des cent individus susceptibles d'être atteints par la maladie en soit préservée.

Je ferai remarquer qu'il est absolument nécessaire d'admettre que l'infection se propage principalement par chaque individu, depuis le moment où le germe lui est communiqué jusqu'à celui où la crise éclate. C'est là, sans aucun doute, tout le mystère de la transmission du fléau, au travers des barrières humaines qu'on a voulu lui opposer.

MÉMOIRE

Sur la cause du choléra-morbus et sur les moyens d'en arrêter partout la propagation.

Il appartient aux médecins d'observer et de décrire les effets du choléra sur le corps humain, de chercher les remèdes qui peuvent en assurer la guérison, et les précautions hygiéniques qui peuvent en éloigner l'attaque. Mais la découverte de la *cause* encore inconnue de cette terrible maladie est une question de science générale, dont la recherche est plus encore du domaine des sciences naturelles que de la médecine proprement dite.

Les faits nombreux qui ont été signalés jusqu'à ce jour sur la marche du choléra, sur ses progrès, sur les bizarreries même de son développement, suffiraient si on avait voulu les examiner sans *idée préconçue*, pour établir un petit nombre de lois générales, qui contiendraient la véritable théorie de ce fléau. — Mais, avant de montrer ces lois, d'en déduire les conséquences directes, et de dire quelle est mon opinion particulière sur les observations à suivre et les expériences à tenter pour dissiper le singulier mystère qui enveloppe encore l'origine de cette désastreuse épidémie, je crois nécessaire d'expliquer comment l'opinion des médecins s'est écartée de la vraie ligne qui était indiquée par les faits.

Plusieurs années avant que le choléra parût en Europe, les deux opinions de la contagion et de la non-contagion avaient été vivement débattues parmi les savants, à l'occasion de la *fièvre jaune*, et, il faut en convenir, la dernière avait généralement obtenu, ce me semble avec raison, la majorité des suffrages. Or, c'est l'effet ordinaire d'une opinion dominante, que d'inspirer à ceux qui la professent le désir de ramener à leur théorie tous les faits nouveaux qui se rattachent à la question, qu'ils croient avoir irrévocablement fixée. — La question du mode de propagation du choléra subit, dès l'origine, cette influence. On s'attacha à noter tous les faits (et ils sont nombreux) qui ne permettent plus d'admettre la contagion *immédiate*. Ce mode de propagation écarté, on arriva à attribuer uniquement la cause de ce fléau à certaines dispositions atmosphériques ou terrestres; on étudia la direction de sa marche, comme si elle devait dépendre de quelque influence astronomique, et, une fois lancé dans des considérations aussi relevées, il était difficile qu'on redescendît à des notions plus simples et plus voisines de la vérité.

La question de contagion et de non-contagion dégénéra aussi, pour beaucoup de personnes, en une véritable *dispute de mots;* car les uns soutinrent et prouvèrent, par des faits très concluants, que la maladie ne se communiquait ni par le contact des malades, ni par leur haleine, ni par les effets qu'ils avaient portés, et ils déclarèrent que la maladie n'était pas *contagieuse*, dans le sens ordinaire qu'on attache à ce mot; et les autres prouvèrent, par des faits plus concluants encore, que la maladie avait été transportée par les hommes, depuis l'Inde jusqu'à nous;

qu'on suivait partout son itinéraire, dans le trajet des caravanes et des armées, dans le cours des relations les plus actives du commerce, et ils soutinrent que par conséquent la maladie devait être *contagieuse*, en attachant à ce mot un sens beaucoup plus étendu que les premiers.

Une *dénomination* me paraît d'un faible intérêt, quand il s'agit de découvrir la cause du plus terrible fléau qui ait affligé l'humanité. Je ne m'y arrêterai donc pas, et je passe à des considérations plus dignes de l'attention de l'Académie.

La *première loi* que les faits conduisent à reconnaître sur le développement du choléra, c'est qu'il suit les hommes, les relations des hommes, et, sans donner de ce fait général aucune explication quelconque, sans faire d'hypothèse sur le mode de propagation, on ne peut pas se refuser à reconnaître que c'est ainsi qu'il se transporte d'un bout du globe à l'autre. S'il y a dans la science un point bien établi, c'est celui-là. — Je ne pourrais rien ajouter ici à ce qu'ont dit, à cet égard, MM. Moreau-Dejaunès, Brière de Boismont, etc., et à ce que j'ai développé moi-même dans une brochure imprimée en 1831, et que j'adresse à l'Académie. — (*Appel à la raison publique sur la nature du choléra-morbus.*) J'énoncerai donc dans les termes suivants la *première loi* de la maladie.

1° *Le choléra se transporte d'un endroit à un autre par les relations des hommes.*

D'un autre côté, l'autorité très imposante de tant de médecins célèbres qui ont observé la maladie, au milieu de ses plus grands ravages, et plus encore des faits nombreux qui établissent qu'un faubourg, qu'un quartier d'une ville sont restés exempts de toute atteinte, quoiqu'en communication journalière avec d'autres parties où la maladie exerçait toute sa fureur; que, dans certains hôpitaux encombrés de cholériques, les infirmiers et les médecins ont été tous préservés, ne permettent pas de révoquer en doute que, *au moins dans le plus grand nombre de cas*, la maladie ne se communique ni par le contact, ni par l'haleine des individus infectés, ni par les habits qu'ils ont portés; qu'en un mot, *elle n'est pas contagieuse*, à la manière de la petite vérole, du typhus et de la peste, et, de là, la seconde loi que j'énonce comme il suit :

2° Le choléra ne se communique ni par le contact, ni par l'haleine, ni par la transpiration des individus infectés ou des malades, c'est-à-dire qu'il n'est pas immédiatement *contagieux*, dans l'acceptation ordinaire de ce mot.

Une observation encore très générale sur le choléra, c'est que, quand il règne avec quelque intensité dans une localité, un grand nombre des individus qui s'y trouvent en ressentent l'*influence*, sans éprouver pourtant la *maladie*; que, souvent aussi, les moindres causes, les plus légers excès développent à l'instant tous les symptômes effrayants qui la caractérisent chez les individus qui ont subi cette influence, tandis qu'un bon régime et surtout une heureuse constitution permettent au plus grand nombre de triompher du *germe morbide*. C'est donc un fait bien établi et reconnu par l'unanimité des médecins, que ce *germe*, que cette *influence* peut exister ainsi chez des individus qui ne sont point atteints du choléra, et qui, le plus souvent, ne le seront *jamais*. Or ces individus, je les appelle *infectés*; et comme les malades restent toujours forcément dans le lieu où ils sont frappés, il est évident, d'après la première loi, que *le germe d'infection doit se transporter d'un lieu á un autre par les individus infectés;* mais ces individus, pouvant ne pas devenir malades, n'ayant aucun signe extérieur qui puisse les faire reconnaître, et ignorant eux-même le mal qu'ils portent, il est presque toujours impossible de savoir par qui le fléau a été transporté dans un pays. De là le mystère des causes de son apparition, qui est vraiment propre à inspirer l'étonnement et la terreur. On peut demander encore si ce *germe* peut ainsi se conserver longtemps, et se transporter loin par le même individu. — Deux faits très remarquables permettent, jusqu'à un certain degré, d'assigner les limites de sa durée : le choléra a été transporté au Canada et aux États-Unis par *les émigrants d'Europe.* Aucun des nombreux navires venant de l'Inde ne l'a jamais apporté parmi nous. En ayant égard à la durée moyenne de ces voyages, on est fondé à conclure que le *germe morbide* peut vraisemblablement persister un *mois*, et non pas *plus de trois*, loin des causes qui ont donné lieu à l'infection; ce qui explique, indépendamment des autres raisons qui rendent illusoires les cordons sanitaires, l'insuffisance des mesures qu'on a opposées jusqu'à ce jour à l'invasion du choléra. Il résulte de ces faits une troisième loi que j'énonce en ces termes :

3° Le *germe du choléra* se transporte d'un lieu à un autre, par les individus *infectés*, qu'on ne peut reconnaître à aucun signe extérieur de cette infection, et qui ignorent eux-mêmes qu'ils la recèlent. Ce germe peut persister ainsi au moins *un mois* et *pas plus de trois* loin des causes qui en ont été l'origine.

On a observé, enfin, à Paris et ailleurs, comme un fait très général, que le fléau sévissait par *maison*, en quelque sorte; on l'a vu ainsi frapper jusqu'à quarante individus dans une habitation qui n'en contenait pas cinquante. Or, cependant, à Paris, par exemple, où *ce fait a été des mieux établis*, les habitants des différents étages n'ont souvent aucun rapport entre eux, il n'y a pas jusqu'à l'eau qu'ils boivent qui, souvent même, ne provienne de lieux différents. Il faut donc que la cause soit dans la maison, dans les murs en quelque sorte; et si toutes les habitations infectées étaient humides, mal aérées, malsaines, l'explication serait toute trouvée; mais mille exceptions ne permettent pas de s'arrêter à cette idée. A Morlaix, dans un département voisin de celui où j'écris, et où le choléra vient de causer d'affreux désastres, des maisons ont été dépeuplées, des familles entières ont ainsi disparu, tandis que des maisons voisines n'ont pas eu un malade. Il semble que l'infection s'incorpore aux murailles; qu'il soit de l'essence de cette redoutable peste de devenir *domestique*, en quelque sorte, et de s'asseoir, comme le génie de la mort, au foyer de la famille. — Dans l'Inde, quand un village en est frappé, les habitants s'enfuient, se dispersent et échappent au fléau. Toutefois, il est impossible d'admettre qu'il s'attache de préférence *aux bâtiments*, car on l'a vu exister à un haut degré dans les campements et les bivouacs. La seule chose qu'on puisse donc en conclure, c'est qu'il y a, dans *les rassemblements* d'hommes ayant une demeure et des habitudes communes, lorsqu'il s'en trouve parmi eux qui sont *infectés, un moyen qui propage le choléra;* mais ce qu'il y a de très remarquable et ce qui jette une vive lumière sur la nature de *ce moyen*, c'est que *la cause* persiste dans le lieu du rassemblement, après qu'il s'est dissipé; qu'elle y a par conséquent été *déposée* en quelque sorte. — Le fait important, observé par M. Delmas, médecin distingué, chargé par le gouvernement français d'aller étudier le choléra en Pologne, ne permet pas de douter de cette circonstance. Des corps polonais ayant pris position dans deux bois humides, situés à peu de distance l'un de l'autre et sous les mêmes conditions de tous genres, bientôt des maladies se déclarèrent : or, il arriva cette circonstance singulière, que tous les malades provenant d'un des deux bivouacs étaient atteint de fièvres ordinaires, et que ceux provenant de l'autre étaient presque tous *cholériques*. M. Delmas constata le fait sur les lieux mêmes ; et, en en recherchant la cause, il s'assura, d'une manière certaine, que *les Russes* avaient occupé immédiatement auparavant le bois où le choléra s'était déclaré, et n'avaient pas occupé l'autre. Il devient évident que ce séjour des Russes avait infecté le bois. De l'ensemble de ces faits je déduis une quatrième loi, que j'énonce ainsi :

4° Le choléra se propage de préférence dans les rassemblements d'individus ayant *une demeure et des habitudes communes*. — Quand le rassemblement atteint du choléra a eu une certaine durée, la cause d'infection persiste dans le lieu occupé par le rassemblement, après que ce rassemblement s'est dissipé, soit que ce lieu soit circonscrit par des murs, ou qu'il ait été établi momentanément dans la campagne. En rapprochant maintenant ces quatre lois, on arrive à cette conséquence directe : c'est que, bien que la cause de la maladie se transporte au loin par les individus *infectés*, elle devient ensuite tout à fait indépendante des hommes, tout à fait *locale* et circonscrite, non seulement à une ville, à un village, à un hameau, mais quelque fois à l'enceinte d'une maison ou moins encore. — Or, en réfléchissant un peu sur cette donnée, on est inévitablement conduit, comme je l'ai été moi-même, à rester convaincu que la *cause propagatrice* du choléra ne peut résider que dans les *déjections*, les *excréments* des individus infectés; et cette idée m'a paru empreinte d'une telle évidence, que je n'ai plus douté de sa certitude, du moment même qu'elle m'est venue. Mais il me manquait des faits qui la confirmassent autrement que par induction, qui en continssent la preuve directe et positive. — Si le choléra s'était déclaré dans le lieu que j'habite ou à peu de distance, ces faits ne m'auraient pas échappé; mais il en a été autrement, et j'ai dû m'en tenir à ceux que je trouvais écrits, ou qui m'étaient par hasard rapportés. Or, parmi ces faits, il en est quelques-uns bien remarquables, qui ont été cités, sans qu'on en tirât une conclusion directe, quoiqu'on fût en droit de le faire; comme si, par un étrange aveuglement, on avait voulu se refuser à une vérité si importante, même lorsqu'elle se présentait flagrante et dégagée de toute circonstance accessoire.

Je trouve, par exemple, dans M. Brière de Boismont, le fait suivant, qu'il a puisé lui-même dans *The London Medical Gazette* of august 1829 :

« A Clapham, dans l'Inde anglaise, le 24 août 1829, dans une pension de jeunes gens, une *ancienne fosse d'aisance* abandonnée ayant été découverte et vidée, et les matières en provenant ayant été répandues dans le jardin de l'établissement, le choléra se déclara le surlendemain avec une telle violence que, sur vingt-trois pensionnaires, vingt et un furent subitement attaqués, en quelques jours. »

Or, je le demande, n'est-il pas évident, d'après les termes mêmes de ce récit, et sans y ajouter un seul mot, que la cause du *choléra intense* qui s'est développé, dans cette circonstance, au point (ce qui est peut-être sans exemple) d'attaquer vingt et un sujets jeunes sur vingt-trois, dans la même maison et en quelques jours; n'est-il pas, dis-je, évident que cette *cause*, que ce *ferment de miasmes* résidait tout entier dans la *fosse d'aisance* ainsi découverte! Or, comme, dans les pays où le choléra n'existe pas endémiquement comme dans l'Inde, on n'a jamais vu, même pendant les chaleurs de l'été, que les matières sorties d'une fosse d'aisance aient produit un semblable effet, n'est-ce pas une chose de toute probabilité que la fosse qui a donné lieu à cet *empoisonnement miasmatique*, suivant l'expression éminemment juste de M. Sophianopoulo, ne devait cette propriété qu'à ce qu'elle avait servi de réceptacle à des *déjections cholériques*!

Dans le fait cité plus haut, sous l'autorité de M. Delmas, comment s'expliquer la provenance *des miasmes* (j'entends par ce mot la cause quelconque de l'infection, sans y attacher aucune idée spéciale), au milieu du bois que les Russes avaient occupé, autrement que par le dépôt des matières fécales; car on ne peut admettre la communication par la paille du bivouac ou quelques objets qui y auraient été laissés, sans être en contradiction avec la deuxième loi, posée plus haut, qui rejette la *contagion*.

Enfin un fait plus récent m'a été rapporté, qui vient encore à l'appui de tout ce qui précède. A Morlaix, où, comme je l'ai déjà dit, la maladie a fait de grands ravages, *toutes les maisons situées sur le quai ont été préservées*. J'ignorais la cause d'une exception aussi singulière ; mais, d'avance, j'osai annoncer qu'elle devait se trouver dans les usages particuliers de ces maisons, relativement aux *fosses d'aisance*. De nouvelles informations confirmèrent cette prévision ; car j'appris que ces maisons *n'en avaient pas*, et que les *matières* se jetaient à la mer, comme cela se pratique encore dans quelques-uns de nos ports.

Je pourrais citer encore beaucoup d'autres faits moins importants qui tous confirment ce que viens d'avancer ; mais ceux-ci rapprochés des lois générales justifiées plus haut, suffisent pour établir, avec un haut degré de probabilité, la théorie de la propagation du choléra qui peut être expliquée comme il suit :

(*Théorie*). Le choléra est une maladie qui se propage par les *déjections* des *malades* ou des individus seulement *infectés*. La fermentation de ces matières dans le lieu où elles sont déposées détermine vraisemblablement la formation des *miasmes*, qui sont la vraie cause de la maladie et de l'infection qui la précède. Les fosses d'aisance ou les dépôts de matières fécales, en général, soit qu'ils communiquent à l'extérieur par de simples orifices, comme dans nos villes, ou qu'ils se trouvent tout à fait à découvert, comme dans nos campagnes, les camps ou les bivouacs, deviennent ainsi *les véritables foyers pestilentiels du fléau;* et le fait arrivé à Clapham semble prouver que ce ferment dangereux peut y rester caché pendant un temps plus ou moins long.

Si cette théorie n'intéressait que la science, j'aurais attendu, pour la soumettre à l'Académie, que j'eusse pu personnellement observer des faits qui la missent à l'abri de toute contestation; mais il y va du salut des populations, de la sécurité de nos provinces alarmées, de celle de l'Europe entière; et dans de telles circonstances, j'ai cru qu'il y avait même une sorte de devoir à faire connaître, sans aucun délai, ce qu'on peut regarder dès à présent comme très probable, si ce n'est comme tout à fait démontré.

Je ne crois pas qu'on puisse opposer, avec quelque poids, à ces considérations, l'expérience tentée par quelques médecins en Pologne, *en avalant des matières provenant des vomissements cholériques.* Cette expérience ne peut rien prouver, sous plusieurs rapports; car si ces matières, comme celles rendues par les selles, ont l'influence que je leur suppose, cette influence s'exerce bien certainement d'une tout autre manière que dans l'expérience dont il s'agit. — Elle ne se développe vraisemblablement qu'après que ces matières ont subi une décomposition, une fermentation préalable; enfin, puisqu'il existe, sans aucun doute, des individus infectés qui ne deviennent pas *malades*, rien ne constate que les médecins qui se sont ainsi volontairement soumis à l'expérience, ne soient pas devenus *infectés*. Toutefois, cette expérience a produit un résultat bien fâcheux, en éloignant les esprits de recherches qui auraient pu conduire à la vérité.

On demandera peut-être comment agissent les miasmes qui sortent des *déjections?* si c'est par la respiration, ou directement sur le rectum? si leur influence délétère peut s'étendre loin du foyer qui les recèle? — Ce sont là, sans doute, des questions importantes à résoudre, mais elles sont *accessoires;* et, si l'origine des émanations pestilentielles est une fois bien constatée, la maladie sera promptement détruite.

Quant au parti que l'on peut tirer de la théorie du choléra, telle que je viens de l'exposer, pour arrêter la propagation de cette terrible maladie, et la faire disparaître peut-être du monde entier, l'usage en est évident. Dans tous les pays qui sont ravagés par le choléra, ou qui l'ont été, on doit regarder *ces cloaques* nommés fosses d'aisance, qu'il est d'usage de renfermer dans l'enceinte de nos habitations, comme étant du plus éminent danger; et, jusqu'à ce que des expériences directes aient appris le moyen chimique de les *désinfecter*, la première mesure à prendre est d'en *tamponner* l'orifice et de les condamner entièrement; et, si elles sont à ciel ouvert, comme cela arrive souvent dans les villages, il faut les combler et les couvrir de plusieurs pieds de terre. Cette précaution devient surtout de la plus urgente nécessité pour toutes les maisons, dans lesquelles un ou plusieurs cas de choléra se seraient déclarés.

Dans toutes les villes traversées par une rivière ou baignées par la mer, il faut organiser, comme on l'a fait depuis quelque temps dans quelques-unes, un service de *tonneaux ambulants*, qui sont conduits, le soir, dans tous les quartiers, qui s'arrêtent aux carrefours, et dont la présence est indiquée par une clochette et une lanterne. Ces tonneaux reçoivent les matières fécales, et les transportent à la rivière ou à la mer. — Il n'est, au reste, nécessaire, on le comprend bien, d'avoir recours à ce moyen, que quand l'épidémie a commencé à se manifester dans la ville même, ou dans les lieux voisins.

En général, il sera éminemment utile de conseiller aux habitants d'un pays envahi par le fléau de ne faire aucun usage *direct* des *lieux d'aisance*, qui ne seront pas encore condamnés, et de ne s'en approcher que le moins possible.

Il est bien entendu que les *déjections cholériques* des malades, seront l'objet d'une surveillance toute particulière; il faut les renfermer dans des *vases clos*, aussitôt qu'elles seront rendues, et les transporter, sans délai, à la rivière ou à la mer, et à défaut de ces réservoirs commodes, qui dispersent les germes d'infection, dans un *puisard* consacré à ce seul usage, et où l'on recouvrirait, chaque jour, de sable ou de terre, les matières apportées la veille.

Il y aurait lieu aussi d'essayer de *désinfecter* les cloaques par le *chlore* et en y faisant brûler, dans des capsules qu'on y descendrait, une assez grande quantité de *soufre*. La propriété de l'*acide sulfureux*, d'arrêter toutes les fermentations et de détruire tous les insectes, me donnerait une confiance particulière en son action; mais il serait important de constater d'abord l'efficacité, avant de prescrire ces seuls moyens pour la désinfection des foyers cholériques.

Il se présente, d'ailleurs, deux séries d'observations et d'expériences qui ne tarderont pas, si elles sont convenablement suivies, à mettre en lumière la véritable cause du choléra, et à justifier, je ne saurais en douter, tout ce qui vient d'être exposé. Mon espérance est que l'Académie voudra bien recommander ces observations et ces expériences à l'attention des savants, et que le monde pourra devoir ainsi à son intervention puissante le plus grand bienfait que la science lui ait peut-être jamais rendu.

La première série d'observations n'est autre chose que la vérification même de ce qui vient d'être exposé : il s'agirait de signaler à l'attention des médecins, des autorités et de toutes les personnes à même de suivre les circonstances de la maladie, dans toutes les parties de la France qui en seraient atteintes, le grand intérêt qu'il peut y avoir, à noter tout ce qui est relatif à la situation des *fosses d'aisance* et de *leurs orifices*, dans tous les cas qui mériteraient d'être cités, soit par une *intensité remarquable* du fléau, soit par une *préservation singulière*.

Il serait important, par exemple, de s'enquérir, avec grand soin, si ces maisons, dont les lieux d'aisance sont suspendus au-dessus d'une rivière, comme on en peut trouver de nombreux exemples, n'ont pas été tout à fait préservées, ou beaucoup moins attaquées que les autres.

Enfin l'essai même des moyens que je viens de proposer pour arrêter la propagation du fléau, serait une expérience d'autant plus avantageuse à tenter, que toutes les considérations se réunissent pour en faire présager le succès; ce serait surtout dans un établissement public que l'effet en serait remarquable. Souvent la maladie éclate dans un hôpital, avant de se manifester dans la ville. Qu'on condamne alors, sans hésiter, les lieux d'aisance communs; que les déjections soient journellement emportées et jetées à la rivière, et l'on appréciera bientôt le résultat de ces dispositions. Tous ces faits, on le sent bien, seraient bien difficilement recueillis par un observateur isolé.

La deuxième série d'expériences aurait pour but une investigation plus spéciale de la cause propagatrice de la maladie. Je propose de recueillir, dans des vases de verre d'une plus grande capacité, des *déjections cholériques*, à différents degrés de la maladie, même quand elle ne consiste encore que dans une simple diarrhée, de luter ces vases de manière pourtant à y renfermer une assez grande quantité d'air, pour que les fermentations de tout genre puissent avoir lieu comme à l'air libre, et de recevoir, au moyen d'un robinet, les gaz qui se produiront pour les essayer chimiquement. Il conviendrait d'exposer, pendant un temps plus ou moins considérable, ces vases ainsi disposés, à diverses circonstances de chaleur et de lumière, et d'examiner avec beaucoup d'attention les changements qui se produiraient, soit à la vue simple, soit à l'aide d'un fort microscope, dans les matières et sur les parois des vases; car il ne faut pas négliger de constater si la fermentation de ces matières ne serait pas accompagnée d'une génération d'*insectes*[1], opinion dépourvue de preuves jusqu'aujourd'hui, mais qui est loin d'être improbable, et dont la confirmation expliquerait bien des faits bizarres.

En terminant ici ces considérations, je désire vivement que l'Académie puisse les juger dignes de son attention. Dans tous les cas, j'ose espérer qu'elle voudra bien apprécier le motif qui a pu me déterminer à lui transmettre un travail incomplet. Je ne parle que de faits qu'il ne m'a pas été donné d'observer moi-même, et d'expériences à faire plutôt que d'expé-

1. On dirait microbes aujourd'hui.

riences faites. L'importance du sujet, son application immédiate à l'humanité, et la difficulté que j'éprouvais de lever par moi-même toute incertitude sur mes recherches, tandis que la mort promène sa faux sur une partie de la population de l'Europe, m'ont déterminé à ne pas garder le silence plus longtemps.

NOTES

Depuis l'envoi de ce mémoire à l'Académie des sciences en 1832, divers faits, à l'appui des idées qu'il renferme, sont venus à ma connaissance, ou m'ont paru avoir un rapport plus ou moins direct avec les conclusions que j'ai établies.

Ainsi, par exemple, il a été reconnu que la maladie des *vers-á-soie*, connue sous le nom de *muscardine*, résultait du developpement dans le corps de l'animal d'un *cryptogame* parasite d'un genre particulier, et que ces sporules propagaient cette maladie avec une grande rapidité parmi les autres larves de la même magnanerie. Voilà un frappant exemple d'une maladie pestilentielle résultant d'un parasite.

Dans le règne végétal on en citerait bien d'autres, sans compter celle de la pomme de terre, qui a eu dans ces dernières années de si funestes conséquences, et qui est due aussi au développement *interne* d'un *cryptogame* ; on est même parvenu à en expliquer très rationnellement la propagation par l'absorption du germe par les racines.

Il faut bien que les médecins se résignent à reconnaître, qu'il y a une très grande variété dans le mode de propagation des maladies, et que ce serait une idée très étroite et très fausse que de ne reconnaître, à cet égard, d'autre mode que *le contact*. Qu'on invente, si l'on veut, une autre dénomination que celle de *contagieuse* pour désigner, en général, une maladie qui se propage d'individu à individu, personne n'y trouvera à redire assurément; mais qu'on cesse d'équivoquer ainsi sur un mot, pour nier ce qui ne saurait l'être aujourd'hui, la *propagation* évidente de certaine maladie entre les êtres vivants de même espèce.

A l'appui du mode particulier de propagation que j'ai assigné au choléra, il y a lieu de citer un fait déjà ancien, mais remarquable, c'est que, pendant assez longtemps, le choléra dont l'origine est bien certainement l'Inde, *n'y attaquait que les indigènes* : les Anglais et les Européens en général s'en croyaient entièrement préservés. Le choléra qui passait alors pour *endémique*, présentait ainsi une bien singulière exception aux maladies de cette classe. Mais en observant que chaque ville occupée par les Européens dans l'Inde se trouvait séparée en deux parties parfaitement distinctes, la ville indoue et la ville blanche, le mystère disparaît en confirmant notre théorie; car, bien qu'il existât de fréquentes relations entre ces deux populations agglomérées, elles n'avaient *aucune habitation commune*, et ce seul fait préservait la race blanche. Ce n'est qu'à la suite des guerres entreprises sur les territoires infectés et où le mélange des races dans des habitations communes ou dans des bivouacs communs eut lieu par la force des choses, que le choléra porta ses ravages dans l'armée, et de proche en proche les étendit sur toute la population européenne.

C'est par un rapport tout à fait analogue qu'on a remarqué qu'il sévissait *par classes* dans les villes d'Europe infectées. Ordinairement il commence par les classes pauvres qui, par le nombre des individus qui les composent, présentent plus de chances à la propagation; il se maintient quelque temps dans cette région, puis il atteint la classe riche; l'inverse s'est présenté quelquefois [1]. De même on a vu des collèges, et surtout des prisons rester à l'abri du fléau au milieu d'une ville décimée. Il a fallu vraiment fermer les yeux à la lumière, pour ne pas comprendre la portée de pareils faits.

1. C'est précisément ce qui vient d'avoir lieu à Berlin.

BOURLOTON. — Imprimeries réunies, B.

A LA MÊME LIBRAIRIE

Traité des maladies de l'oreille, par le Dr A. POLITZER, professeur d'otologie à l'Université de Vienne. Traduit par le Dr JOLY (de Lyon). 1 fort volume grand in-8 de 800 pages avec 258 figures dans le texte. Prix : 20 fr.

Manuel pratique des maladies de l'oreille, par le Dr P GUERDER, lauréat de l'Académie de médecine. 1 volume in-18, cartonné diamant de 312 pages. Prix : 5 fr.

Traité pratique des maladies du larynx, du pharynx et de la trachée, par MORELL-MACKENSIE, médecin à l'hôpital des maladies de la gorge et de la poitrine à Londres, etc. Traduit de l'anglais par MM. les Drs E-J. MOURE et F. BERTHIER. 1 fort volume in-8 de 800 pages, avec 150 figures dans le texte. Prix : 13 fr.

Manuel pratique de laryngoscopie et de laryngologie, par le Dr. G. POYET, ancien interne des hôpitaux de Paris. 1 vol. in-18 cartonné diamant de 387 pages, avec 35 figures intercalées dans le texte et 24 dessins en couleur hors texte, reproduits d'après nature. Prix : 7 fr. 50

Traité pratique de gynécologie et des maladies des femmes, par L. DE SINÉTY, ancien répétiteur à l'école pratique des Hautes Études, membre des sociétés d'anatomie, de biologie, d'anthropologie, etc. Deuxième édition, revue, corrigée et augmentée de près de 200 pages. 1 beau volume in-8 de 1000 pages, avec 281 figures dans le texte. Prix : 15 fr.

Traité des déviations utérines, par le Dr B.-S. SCHULTZE, professeur de gynécologie, directeur de l'Institut obstétrical et de la clinique gynécologique de l'Université d'Iéna. Traduit de l'allemand par le Dr F.-J. HERRGOTT, professeur de clinique obstétricale à la Faculté de médecine de Nancy, etc. 1 vol. in-8 de 490 pages, avec 120 figures dans le texte. Prix : 10 fr.

Leçons cliniques sur les maladies des femmes, thérapeutique générale et applications de l'électricité à ces maladies, par le Dr A. TRIPIER. 1 vol. in-8 de 590 pages, avec figures dans le texte. Prix : 10 fr.

Mécanisme de l'accouchement normal et pathologique et recherches sur l'insertion vicieuse du placenta, les déchirures du périnée, etc. par J. MATHEWS DUNCAN, président de la société obstétricale d'Édimbourg. Traduit par le Dr P. BUDIN, professeur agrégé d'accouchement de la Faculté de Paris, avec une préface de M. S. TARNIER, chirurgien en chef de la Maternité. Traduction revue par l'auteur 1 vol. in-8 de 520 pages, avec figures intercalées dans le texte. Prix broché : 12 fr.
Cartonné : 13 fr.

Traité élémentaire et pratique d'électricité médicale, par le Dr G. BARDET, avec une préface de M. le professeur GARIEL. 1 beau vol. in-8 de 640 pages, avec 250 figures dans le texte. Prix : 10 fr.

Traité pratique de massage et de gymnastique médicale, par le Dr. J. SCHREIBER. 1 vol. in-18 cartonné diamant de 420 pages, avec 117 figures dans le texte. Prix : 7 fr. 50

Manuel pratique des maladies de la peau par le Dr F. BERLIOZ, professeur à l'école de médecine de Grenoble. 1 vol. in-18, cartonné diamant de 500 pages. Prix : 6 fr.

Étude sur les cancers de l'œil, par le Dr GUSTAVE DRON (de Tourcoing). Grand in-8 de 120 pages, avec une planche en chromolithographie. Prix : 3 fr. 50

BOURLOTON. — Imprimeries réunies, B.

www.ingramcontent.com/pod-product-compliance
Ingram Content Group UK Ltd.
Pitfield, Milton Keynes, MK11 3LW, UK
UKHW032013260826
14628UKWH00005B/2462

9 782019 646585